AF246693

DE LA VENTILATION DES HOPITAUX

45
TC 34

DE LA

VENTILATION DES HOPITAUX

PAR

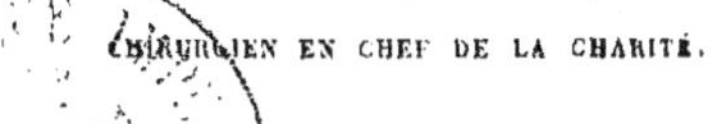

X. DELORE,

CHIRURGIEN EN CHEF DE LA CHARITÉ.

LYON

IMPRIMERIE D'AIMÉ VINGTRINIER

RUE BELLE-CORDIÈRE, 14.

—

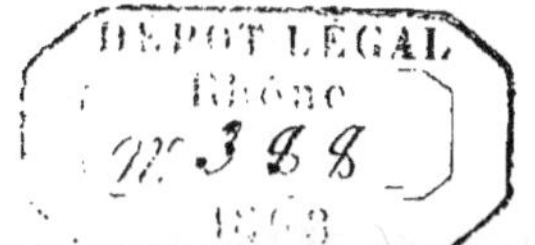

1868.

VENTILATION DES HOPITAUX

S'il est une importante réforme à faire subir aux hôpitaux, c'est de leur fournir un air constamment pur, en suffisante quantité. C'est à la solution de ce problème capital de l'assistance hospitalière que s'est voué M. le docteur Achard, et il a consigné ses idées dans l'ouvrage dont je suis chargé de rendre compte ; cette tâche m'est d'autant plus agréable, que je suis en parfaite communauté d'opinion avec l'auteur, qui est assurément un homme aimant le bien et le progrès.

Après avoir exposé analytiquement les idées principales de M. Achard, je développerai quelques considérations personnelles sur la question de la ventilation appliquée aux hôpitaux.

La brochure de M. Achard comprend trois mémoires bien distincts, dont voici les titres :

1° *La réforme des hôpitaux par la ventilation renversée* ;

2° *La charité organisée au point de vue de la guerre, par le corps médical* ;

3° *L'art de traiter les plaies à toutes leurs périodes.*

Ces deux derniers mémoires renferment des considérations d'un haut intérêt; néanmoins c'est le premier qui nous occupera seul, car le sujet possède une importance plus générale, et il est traité avec une incontestable originalité.

D'après M. Achard, les hôpitaux réclament une réforme, parce qu'ils manquent tous d'une chose essentielle à la vie de l'homme malade, et cette chose, c'est l'air pur. Il faut aux hôpitaux de l'air constamment pur, incessamment renouvelé et chauffé au degré convenable pour les malades.

L'agglomération des malades dans une salle d'hôpital, dit la Société de chirurgie, crée une influence morbide qui produit un ordre spécial de maladies : fièvre et pourriture d'hôpital, infection putride et purulente, érysipèle, etc.

Ce vice de tous les hôpitaux est dû à la stagnation de l'air que M. Achard veut combattre par la ventilation renversée; c'est l'idée-mère du travail, idée féconde et originale, dont l'invention est revendiquée par M. Achard, pour M. Aribert, ingénieur à la Terrasse (Isère), qui l'imagina en 1824 et l'appliqua en grand en 1850.

Dans ce système, on peut faire la ventilation à air chaud pendant l'hiver et la ventilation à air froid pendant l'été.

La première repose sur la légèreté spécifique de l'air chauffé qui monte à la partie supérieure de la pièce, où doué d'une impulsion ascensionnelle il exerce une certaine pression, tandis que l'air plus froid des couches inférieures contenant des principes viciés est appelé et entraîné au dehors.

L'air entrant ne sort qu'après la sortie de tout l'air préexistant. Je ne veux point entrer dans la description détaillée des moyens mis en usage pour obtenir ce but; je dirai seulement que l'air froid entre par la prise d'air, s'échauffe sur les poêles de chauffe, monte par la gaîne de chauffe et s'étale à la partie supérieure de la pièce. De son côté, une cheminée d'appel attire la couche la plus froide et fait le vide. Le vide fait descendre les couches moyennes et la couche supérieure, laquelle se renouvelant d'une manière incessante et continue établit le courant régulier.

Pour la ventilation à air froid, telle qu'on la pratique pendant les chaleurs de l'été, elle s'obtient par un mécanisme inverse, un foyer fait appel dans l'orifice de sortie. Grâce à cette méthode, M. Achard se propose de soustraire les malades à leurs propres miasmes. Il s'appuie non-seulement sur des considérations théoriques qui ont de la valeur, mais encore sur une expérience largement faite dans plusieurs filatures et qui en a démontré tous les avantages.

Telle est la pensée fondamentale de M. Achard, pensée juste, à la propagation de laquelle il s'est consacré tout entier et qui, grâce à lui, fait son chemin dans le monde, ainsi que nous le verrons dans le cours de ce travail, quoique la filiation soit difficile à établir. Comme toute idée profondément vraie, elle a un grand inconvénient, c'est qu'elle entre si aisément dans l'esprit de tous, qu'on se figure l'avoir toujours eue et qu'on la rapporte difficilement à son premier auteur.

M. le docteur Achard propose des hôpitaux hygiéniques fixes et des hôpitaux mobiles, fonctionnant d'après ce système, dont l'application est suivant lui, des plus simples et des plus économiques ; mais il me suffit de vous avoir exposé les principes qui le guident pour vous faire entrevoir tout le parti qu'en peut tirer un homme intelligent et convaincu.

Permettez-moi, maintenant, de jeter un coup d'œil sur cette question si bien élucidée par M. Achard, et de vous soumettre quelques observations :

Les hôpitaux laissent tellement à désirer, que des esprits éclairés ont pu se demander s'ils étaient un bien ou un mal ; s'il fallait favoriser leur développement ou limiter leur extension et arrêter leurs funestes effets. Les hôpitaux sont un mal quand le blessé y contracte un érysipèle qui met sa vie en danger, quand la femme en couches y succombe à une épidémie puerpérale, et qu'un malade y est atteint d'une de ces affections contagieuses qui y règnent en permanence, comme la variole, la rougeole ou la coqueluche. Le malheureux qui va demander aux hôpitaux la gratuité de leurs soins y trouve en retour des chances de mortalité plus grandes.

Faire disparaître ces inconvénients, amoindrir les conséquences meurtrières de l'assistance hospitalière, est-il une chose réalisable ? Il est permis tout au moins d'en douter et de considérer comme une illusion décevante l'espoir du perfectionnement hygiénique suffisant de notre système actuel en France. Le vrai progrès réside dans l'assistance à domicile, qui ne dénoue pas aussi complètement les liens de famille, et qui n'est pas aussi contraire à la prévision de l'avenir.

Mais les hôpitaux devront toujours exister pour le

soldat, pour celui qui est dénué de ressources ou de famille ; il faut donc chercher à les assainir et ne pas se décourager si ce projet louable est hérissé d'obstacles.

Le plus important des perfectionnements est incontestablement de fournir aux malades un air pur, et j'entends par ces mots un air renfermant les proportions normales d'oxygène, d'azote et de vapeur d'eau, un air dénué de gaz et de miasmes délétères, un air vivifié par la chaleur et la lumière.

Nos devanciers se sont préoccupés de ce difficile problème, mais à un degré moindre que nous, je n'en veux pour preuve que la construction défectueuse des villes et des hôpitaux qu'ils ont construits. Actuellement un gouvernement intelligent bouleverse les villes pour y percer de vastes artères destinées à rendre les générations à venir moins chétives, et le jour viendra où les administrations hospitalières renverseront courageusement leurs hôpitaux pour donner à leurs malades des conditions meilleures.

Dans les grandes villes on organise à grands frais des systèmes d'irrigation pour avoir de l'eau potable dépourvue de propriétés délétères ; on signale avec grand soin toutes les altérations des aliments, et la vente des substances avariées est sévèrement prohibée ; mais on s'est médiocrement occupé de la pureté de l'air et de la diffusion de la lumière, et cependant à leur défaut se rattachent des conditions d'insalubrité notable. Dans les centres populeux les émanations animales sont, comme cause délétère, au premier rang ; puis viennent les innombrables foyers qui enlèvent l'oxygène et versent à sa place des torrents d'acide carbonique et d'oxyde de carbone ; sans compter les industries nuisibles qui, exclues à distance de par les règlements, n'en continuent pas moins leur œuvre funeste, grâce à d'habiles supercheries (1). Ajoutez à cela l'absence de lumière et une humidité persistante, et vous aurez la somme des conditions délétères qui pèsent lourdement sur les grandes villes.

Vous étonnerez-vous, après cela, que les habitants portent la peine de leur incurie à l'égard des biens les plus élémentaires de l'existence; qu'ils témoignent par la pâleur de leur face, par leur absence de vigueur, de la déchéance de leur individu et de leur espèce ?

Peu de femmes, dans les grandes villes, sont capables de nourrir avec succès leurs enfants, et de loin en loin, des esprits généreux, frappés de ce fait, s'efforcent de réformer ce qu'ils pensent être un vice social. Il y a là, je le crois, une appréciation erronée, du moins pour Lyon, et si l'on considère attentivement d'une part la débilité des mères, d'un autre côté les conditions peu salubres du nourrisson au point de vue de l'air qu'il respire, on doit également redouter et la mortalité des nouveau-nés dans les grandes villes et celle qui les décime lorsqu'ils sont confiés aux nourrices de la campagne.

Comme celle des villes, la fondation des hôpitaux est de date ancienne, et ils ne peuvent remplir aujourd'hui toutes les conditions de salubrité désirables; d'autant plus que, construits primitivement pour un petit nombre de

(1) J'ai entendu fréquemment les habitants de la campagne se plaindre de la mauvaise odeur de la ville, dire qu'ils ne respiraient pas à leur aise et que l'air leur manquait.

malades, ils ont vu, pour la plupart, leur chiffre s'accroître considérablement ; c'est ainsi que l'hôpital de la Charité contient actuellement 400 personnes de plus qu'en 1852.

Ce qui saisit le plus les gens du monde qui visitent les salles d'un hôpital, ce qui leur inspire le plus de dégoût, c'est la mauvaise odeur. Ce sentiment de répulsion est instinctif et préservateur ; car l'odeur est le produit d'émanations animales qui sont sans doute morbigènes, et dont, par conséquent, le contact avec un organisme sain ou malade ne peut avoir qu'une mauvaise influence. Pour mon compte, j'ai souvent remarqué la susceptibilité de l'odorat des personnes étrangères à notre art ; j'ai regretté que les médecins, par l'effet d'une longue assuétude, s'en aperçussent moins et songeassent rarement à élever des réclamations dans l'intérêt de leurs malades ; et cependant un air pur est une condition aussi importante de guérison que de persistance de santé. Les organismes malades sont d'une exquise sensibilité aux modifications atmosphériques de température et de composition ; il n'est donc pas étonnant que la marche des maladies soit aggravée sous l'influence des émanations animales miasmatiques. Il ne me serait pas difficile de trouver de nombreux exemples pour corroborer cette assertion ; je ne pense pas que cela soit nécessaire, et je ne ferai que citer la fièvre puerpérale, l'érysipèle traumatique ou spontané, et surtout l'absence de cicatrisation des plaies, qui fait le désespoir des chirurgiens.

Ces graves inconvénients des hôpitaux, on a cherché à les conjurer par divers systèmes de ventilation, car on sait actuellement qu'ils sont dus à la viciation d'un air confiné.

Je vais examiner s'ils ont répondu à l'attente et à l'espoir
fondés sur eux ; mais, avant, établissons quelles sont les
conditions d'aération réclamées par la science moderne.

Il y a quelques années, on demandait 60 mètres cubes
d'air par heure et par malade; actuellement, pour les
grands blessés on demande jusqu'à 150 mètres cubes, et
parmi les grands blessés je range les femmes en couches.
Cette quantité est absolument indispensable pour enlever
toute odeur et toute cause d'infection. Elle explique l'in-
succès de la plupart des procédés employés, qui n'ont jamais atteint ce chiffre, et qui distribuent l'air d'une façon
peu uniforme et peu régulière.

Il y a plusieurs manières de ventiler une salle. La plus
simple c'est d'ouvrir toutes les portes et toutes les fenêtres.
Elle est passable quand la température extérieure n'est pas
sensiblement différente de celle de l'intérieur d'une salle
de malades, qui doit osciller entre 15 et 18 degrés, température nécessaire à une personne qui ne se livre pas à une
occupation manuelle. C'est le plus répandu de tous les
systèmes, c'est le seul employé dans les hôpitaux de Lyon,
hormis celui de la Croix-Rousse ; conséquemment, on a
pu étudier ses avantages et ses inconvénients. Ses avantages sont de purifier fort bien l'air d'une salle au moment
où on l'emploie. Ses inconvénients sont : d'agir d'une
façon essentiellement intermittente, une fois le matin en
général, et de ne pouvoir être mis en usage la nuit et la
plus grande partie de la journée. Elle est donc alors insuffisante.

Un grand inconvénient de la ventilation à air libre c'est
de produire dans la salle toute entière un refroidissement

subit de la température, ainsi que le témoignent les chiffres suivants que j'ai fait relever à la maternité de la Charité, le 30 décembre, le 1ᵉʳ et le 2 février dernier. La température s'est élevée fréquemment à 20 degrés sous l'influence du calorifère ; puis au moment où les fenêtres ont été ouvertes elle s'est abaissée à 7 degrés. La différence de 13 degrés s'accuse toujours pour l'air respiré par les malades même quand ils sont soigneusement couverts dans leur lit, mais surtout pour la surface de leur corps lorsqu'ils sont découverts soit au moment de la visite du médecin, soit pour une raison quelconque. Dans le lit la température est de 30 degrés environ, la différence est donc de 23 degrés.

On conçoit l'impression que produit une différence aussi énorme. J'ai remarqué ces inconvénients dans les maternités où ils sont cause de pleurésie en temps ordinaire et de fièvre puerpérale en temps d'épidémie. Dans les salles de chirurgie, où ils produisent la pleurésie et même le tétanos, j'ai vu la mort survenir fréquemment. Mais ce qui m'a surtout frappé, c'est de voir les ravages que le refroidissement subit des salles produit sur les petits enfan's aux époques où règne la rougeole. On sait de quelles précautions on entoure alors les enfants, non-seulement pendant l'éruption, mais encore après ; malheureusement dans les salles hospitalières ces soins élémentaires sont, à ce qu'il paraît, irréalisables, aussi la pneumonie rubéolique fait-elle chez les enfants en bas âge de nombreuses victimes.

Voilà quels sont les mauvais résultats de la ventilation à air libre, dont je ne méconnais pas certains avantages. Il me paraît difficile, quand on a observé sans parti pris, de ne pas être frappé des vices que je signale et d'adopter le

programme anglais : *de l'air pur, quelle que soit la température, quels que soient les courants.*

La ventilation étant intimement liée au chauffage,
voyons quels sont les appareils employés pour élever la
température des salles.

Une *cheminée* est un bon appareil de ventilation et un
mauvais de chauffage ; la plus grande quantité de la chaleur s'en va par la cheminée, comme on le dit vulgairement.
Une cheminée ordinaire débite de 1,000 à 1,200 mètres cubes d'air par heure et l'on conçoit quel doit être le débit
de ces énormes grilles à coke que les Anglais affectionnent
dens leurs salles et qui sont employées à la maternité de
la Clinique à Paris ; aussi suis-je étonné qu'on n'ait pas
adopté la cheminée comme appareil de tirage ; car 1,500
mètres cubes par heure suffiraient pour une salle de 10 malades.

Un *poéle* est un excellent appareil de chauffage et un très-
mauvais de ventilation. En effet, la surface du poèle et des
cornets échauffe rapidement l'air ambiant mais ne le change
point ; la seule cause de renouvellement d'air réside dans
la quantité qui est indispensable pour la combustion, et
encore elle cesse dans les grands poèles en faïence d'Al-
lemagne dont on ferme toutes les ouvertures quand ils ont
acquis une certaine température et qui la conservent pendant plusieurs jours.

Outre qu'ils sont nuls pour la ventilation, les poêles ont
un inconvénient plus grave, c'est qu'ils altèrent l'air de
la pièce et cela de plusieurs manières. D'abord ils brûlent
les particules organiques qui voltigent dans l'atmosphère
auquel ils donnent une mauvaise odeur, ensuite ils pro-

duisent de l'acide sulfureux et de l'oxyde de carbone, soit
que ces gaz proviennent de la combustion dont nous ve-
nons de parler, soit, dit-on, qu'ils viennent de la décomposition de la fonte, soit que cette fonte rendue poreuse
par la chaleur rouge laisse passer les gaz provenant du
charbon ou du coke. Je me souviens, à l'hospice de l'Anti-
quaille, avoir observé sur toutes les malades d'une salle
des phénomènes sérieux d'intoxication attribuée à cette
cause par le chef de service, M. le docteur Potton.

Les *calorifères* sont généralement employés pour chauffer les salles, pour cet usage leur action est très-efficace ;
depuis quelques années on les emploie en outre pour la
ventilation, et c'est sous ce dernier rapport que j'envisa-
gerai leur action. On doit se préoccuper d'abord de la prise
d'air ; si l'air provient de caves où l'air est méphitique soit
par décomposition organique, soit par le voisinage de
fosses d'aisance , il n'arrivera pas dans de bonnes conditions dans la poitrine des malades. On sait que dans les
anciens couvents les caves servaient autrefois aux inhuma-
tions : beaucoup de ces bâtiments sont aujourd'hui trans-
formés en hôpitaux ; il importe donc de surveiller spéciale-
ment la prise d'air de leurs calorifères.

La seconde question est celle de la surface de chauffe. Si
elle est au rouge l'air brûle ses particules organiques et
donne ces mauvaises odeurs dont j'ai parlé plus loin. Pour
obvier à cet inconvénient, M. Delrieu, de Lyon, a construit
un foyer dont les parois en fonte ont 6 centimètres d'épais-
seur, qui ne rougissent pas aussi facilement et qui ont une
disposition sphérique pour éviter les fissures qui se for-
ment fréquemment au niveau des angles. L'air pour s'é-

chauffer circule autour d'une série de tuyaux où passe la fumée et s'échauffe suffisamment sans comburer ses particules organiques ; avec cet appareil puissant on peut faire arriver dans une salle distante de plusieurs centaines de mètres des milliers de mètres cubes d'air à la température de 60 degrés.

MM. Ledru et de Burnonville, se sont surtout préoccupés dans la construction de leur appareil, de la possibilité de pouvoir nettoyer les tuyaux et d'empêcher le dépôt de suie qui rend les parois impropres à la conduction de la chaleur et qui les engouant facilement, les inutilise ; ils ont atteint ce but d'une façon heureuse et ingénieuse. Leur appareil est trop connu et trop répandu pour que je croie nécessaire d'en donner ici une description complète.

Je dirai seulement qu'il est composé d'une double série de cylindres, l'une engaînée, l'autre engaînante ; entre eux passe la fumée ; au centre et à la périphérie circule l'air à chauffer. Le nettoyage est facile.

La troisième question qui se pose, est celle de savoir comment l'impulsion sera donnée à l'air. Ici plusieurs systèmes sont mis en usage. Dans les uns, l'air monte par l'impulsion que lui donne la chaleur du calorifère, c'est la ventilation dite naturelle ; c'est la plus répandue et la meilleure sous le rapport économique. Avec les appareils perfectionnés de M. Delrieu, elle n'a plus son inconvénient principal, qui est de débiter une quantité d'air insuffisante. Ici je signalerai quelques systèmes d'une action toute spéciale.

Duvoir et Leblanc aspirent l'air vicié au moyen de tubes verticaux placés dans une cheminée où sont des poêles à eau chaude.

Van Hecke, Thomas et Laurens ont un ventilateur mu par une machine à vapeur ; l'air pur, après avoir reçu ainsi son impulsion, passe, dans le système Thomas et Laurens, entre des tuyaux pleins d'eau chaude, et, dans le système Van Hecke, traverse un calorifère à air chaud.

J'ai relié tous ces systèmes à la description des calorifères, à cause des rapports qu'ils ont entre eux. Je le répète, toute la question est de savoir la quantité d'air fournie par tel ou tel système. Incontestablement, l'impulsion unie à la ventilation naturelle doit l'emporter de beaucoup sous le rapport de la puissance et de l'efficacité en même temps que du volume d'air mis en usage.

La quatrième question est celle de savoir comment on disposera l'orifice d'entrée de l'air pur dans les salles. Il y a deux manières de faire entrer l'air chaud : ou au niveau du plancher, ou au niveau du plafond, ou, suivant l'heureuse expression pharmaceutique de M. Ferrand : *per descensum* ou *per ascensum* ; et ici j'intercalerai une remarque qui se rapporte à la plupart des questions que je viens d'effleurer, c'est que je parle de la ventilation pendant l'hiver, de celle qui nécessite l'introduction d'un air bien chauffé ; le problème de la ventilation pendant l'été est plus simple à résoudre.

Dans tous les hôpitaux où j'ai pu faire des observations, l'air chaud arrive par en bas, à la surface du sol : *per ascensum*.

En vertu de son impulsion et de sa pesanteur spécifique moindre, cet air s'élève rapidement en gerbe vers le plafond ou vers des issues qui lui permettent de s'échapper. Sans parler de la distribution irrégulière de la chaleur,

il résulte de ceci deux phénomènes principaux : le premier,
c'est que la ventilation s'exécute bien, suivant certains
courants, et nullement dans certaines parties de la pièce.
Il est établi par divers expérimentateurs et entre autres
par Réveil, au moyen de ballons et de fumées colorées;
qu'il se produit en certains points des remous, des tour-
billons, des girations, tandis que dans d'autres l'atmosphère est parfaitement calme ; le renouvellement est donc
nécessairement incomplet. Le second phénomène, c'est
que l'air pur en arrivant soulève sur son passage la
couche inférieure de l'atmosphère de la pièce. Or, dans
une salle de malades, de quoi est-elle composée? on
peut le concevoir en songeant à la Grotte du Chien de
Pouzzoles, où l'on sait que l'acide carbonique occupe
une hauteur de 30 centimètres à partir du sol. Les
nombreux malades fabriquent une grande quantité d'a-
cide carbonique, et ce gaz doit résider surtout dans les
couches inférieures. Il en est de même des débris épi-
dermiques, des leucocytes ou granulations moléculaires,
des protozoaires, des principes de ferments, des germes
de putréfaction : tous produits malsains, qui desséchés,
sont mis en suspension dans l'air par le mouvement in-
cessant qui s'opère dans les salles. C'est donc la couche
miasmatique que traverse l'air en entrant dans la salle, il
en soulève une certaine quantité, une portion est projetée
sur les malades, pénètre dans leur poitrine et baigne la
surface de leur corps ; une autre va directement au plafond,
se refroidit, redescend lentement contre les murailles vers
les couches inférieures d'où elle est partie, ou se dépose

sur les corniches et les meubles d'où le nettoyage la
précipite de nouveau.

Quand la ventilation est puissante, comme à l'hôpital
de la Croix-Rousse, l'entrée de l'air au niveau du sol
a encore cet inconvénient qu'il produit un refroidissement
à son voisinage, à cause de sa brusque dilatation, de là
de nombreuses ophthalmies et pneumonies (1). On a amoin-
dri cet inconvénient, à Lariboissière, en faisant arriver
l'air au milieu de la salle, par une colonne dont l'orifice
est à plus d'un mètre de hauteur.

Le véritable progrès de la ventilation c'est d'introduire
l'air chaud par en haut, *per descensum*. A qui revient
l'honneur de cette belle découverte? D'après M. Achard,
c'est M. Aribert qui l'a appliquée le premier avec succès,
en 1850. Je regrette de ne pas être à même de pouvoir
établir les droits de priorité de ce savant ingénieur. Je
constaterai seulement que cette idée est tellement simple
et vraie, qu'il n'est pas en ce moment de constructeur
intelligent d'appareils de ventilation qui ne base sur elle
ses procédés d'application ; c'est ainsi que fonctionnent
le calorifère de M. Delrieu et celui de MM. Ledru et de
Burnonville. L'air chaud et pur arrive par la partie supérieure animé d'une certaine impulsion, et il force par
sa pression la couche inférieure à sortir par des orifices
inférieurs où l'on peut du reste faire un appel, au moyen
d'une grille à côté d'un bec de gaz.

(1) M. Champagne, administrateur de cet hôpital, a fait disparaître cet inconvénient en superposant à l'orifice un manchon en toile
verticalement placé qui projette le courant jusqu'au plafond.

M. Piaton, administrateur éclairé des hôpitaux de Lyon, convaincu de l'importance de ce système, a imaginé un poêle calorifère qui me semble atteindre parfaitement le but qu'on peut se proposer dans des salles de malades de moyenne dimension. L'air provient de l'extérieur, et après son chauffage, arrive directement au plafond.

Ce système me paraît tellement supérieur à tous ceux qui sont employés jusqu'ici, que je pense qu'on doit fonder un grand espoir sur lui pour assainir les hôpitaux, et je partage complètement les idées de M. Achard à ce sujet. Ce médecin rend donc un service réel à la population hospitalière en cherchant à propager cette utile réforme. Son application est entourée de difficultés qu'il ne faut point se cacher. Les hôpitaux sont anciens, et toute modification y est difficile. De plus, la ventilation renversée pour s'exécuter d'une manière absolue et complète exigerait qu'on n'ouvrît jamais ni portes ni fenêtres, ce qui est peu possible ; son avenir est donc entaché de quelque incertitude.

En présence des difficultés inhérentes à tous les systèmes que je viens de passer en revue, à cause de leur installation dispendieuse, on doit songer aux moyens les plus simples et les plus pratiques. Pour mon compte, après avoir longuement médité le sujet de la ventilation hospitalière, voilà à quelles idées je m'arrête : supprimer les grandes salles, qui donnent des résultats déplorables ; créer de petites salles pour disséminer les malades et permettre au médecin d'isoler autant que possible les affections contagieuses ; puis combiner, pour obtenir la ventilation et le chauffage, deux moyens d'une grande simplicité : une cheminée et un poêle. Une cheminée qui fera l'appel

de la couche miasmatique, qui sera placée à l'extrémité de
la salle où il y aura le moins d'ouvertures ; un poêle construit de préférence d'après l'ingénieuse idée de M. Piaton,
qui sera placé près de la porte, du côté des principales
ouvertures et conduisant l'air chaud directement vers le
plafond. Ainsi pourrait se réaliser le chauffage et la ventilation complète.

Ces moyens auraient le grand avantage de pouvoir être
immédiatement utiles aux malades qui souffrent et qui
meurent, et dont les deniers ne peuvent être dépensés
sans la sanction de l'expérience.